Osiris
i samtaler med Illia
2024

Nymåne 20 mai 2023

I dag skal Osiris starte å kanalisere til meg, de universielle lover.

Mine kanaliseringer med Osiris, som er min livsoppgave sjel, skjer ved at han bruker min stemme og jeg tar opp samtalene på telefonen.

Osiris sier, når vi kanaliserer stor visdom fra de høyeste mesterne, hører vi stemmen i hjerte!
Alt vi hører i hodet eller i vårt energifelt, kommer fra gammel visdom!

Osiris sier det er 13 lover som regjerer i universet.
Lov nr. 1. hvilken lov er det Osiris?

Universelle lov nr. 1

Tiltrekning.

Det er loven om tiltrekning Illia. Dette er en meget viktig lov.
Og betyr, at du tiltrekker deg alt du tror på, og alt du fokuserer på tiltrekker du deg.
Denne loven tiltrekker seg mer av alt du tror på, alt du tenker, sier og alt du føler.

Det du vil erfare som du er klar for kommer.
Ønskene kommer når du er klar for å ta de imot, hvis du tror på det.

Er det på ett annet plan også Osiris?

På mange plan Illia

Hva mener du med det Osiris?

Jeg mener at dere utvikler dere, ut fra det dere tror på at dere kan utvikle dere.

Vet jo at tro kan flytte fjell, men er dette på en annen måte?
Er det noe mer om lov nr. 1. du vil fortelle om?

Nei, nå kommer lov nr. 2.

Universelle lov nr. 2

Årsak og virkning

Er ikke det samme som nr. 1 Osiris?

Nei det er ikke helt det samme Illia. Årsak og virkning er, at du tiltrekker deg ut fra dine opplevelser flere opplevelser!

Hvis jeg tror på at jeg ikke er bra nok, så vil jeg erfare det videre.

Det er ikke akkurat sånn det virker Illia.

Hva mener du Osiris?

Jeg mener at årsaken som kommer etter opplevelsen er på ett helt annet plan.

På ett fysisk plan.

Mener du den fysiske kroppen?

Det gjør jeg Illia.

Så årsak og virkning kommer i kroppen.

**Jeg vil forklare det på en litt annen måte.
Vil fortelle en opplevelse du har hatt Illia og hva du har skapt ut av den.
Etter den store traumatiske opplevelsen Illia, var du helt ødelagt.**

Ja, følte jeg mistet bestemmelsesretten over min egen kropp.

Og det den skaper, er jo spenninger i muskler og ledd, fysiske og psykiske problemer.

Ja, det vet jeg alt om.

Det gjør du, men det du ikke vet Illia er at det er på ett annet plan også.

Hvilket plan Osiris?

Du sprer den opplevelsen utover på jorda.

Hva?

Ja, troen din etter opplevelsen sprer seg utover hele jorden og hele universet Illia.

Så troen min sprer seg til alle andre rundt meg?

Absolutt.

Så det er ikke kun slekten det går til?

Nei, det går i alle.

Åh, så heftig Osiris, nå ble jeg lei meg.

Ja, det er veldig viktig å vite dette.
Arbeide med tanker etter opplevelser,
og få de vekk med en gang er meget,
meget viktig Illia.

Åh Gud, det visste jeg ikke.
Så troen etter opplevelsene vi erfarer,
sprer seg til alle mennesker på jorden?

Det gjør det kjære.

Universelle lov nr. 3

Tilgivelse

Loven om tilgivelse?

Ja hvis man tilgir, så løfter man hele menneskeheten og hele universet Illia.

Hvordan er beste måten å tilgi på?

Tilgi seg selv for å ha tiltrukket seg alt som er blitt tiltrukket.
Og tilgi mennesker for at de er seg selv.

Er det mere på lov nummer 3?

Ja Illia, det er mye mer på den forstår du.
Det er loven om at alt du tilgir, blir frigitt fra universet

Gjør det virkelig det Osiris?

Det gjør det absolutt, men det er viktig og tilgi på den riktige måten.

Hva mener du med det Osiris?

Tilgi på den rette måten er å frigjøre alle mennesker på jorden Illia. Fra synd, skyld og skam.

Wow!

Ja, det sitter mye der Illia. Religionene ødelegger veldig mye.

Det vet jeg, presten fikk meg til å føle meg som en synder allerede ved 6 års alderen!

Jeg vet at du vet det Illia, den loven her er viktig forstår du.

Det er viktig at du tilgir deg selv, og ha tenkt det du har tenkt, når du har tenkt det.

Gå videre og tilgi det så forsvinner det fra universet, så slipper du å skape det med andre. Så ta det med en gang etter en erfaring.

Universelle lov nr. 4

Aksept

Hva menes med den loven Osiris?

Denne loven Illia, handler om å gi aksept for å få aksept!
Når vi aksepterer andre slik de er, vil også vi møte aksept i livet vårt.
Så når vi dømmer andre blir vi selv dømt ut fra vår egen målestokk!

Så hva er den enkleste måten og klare å akseptere andres måte å være på?
Gjelder dette også handlinger i aksept?

Det gjør det så absolutt Illia.
Den enkleste måten og akseptere andre er jo å si til seg selv: det er deres måte å leve på.

Min er helt annerledes og alle har rett til å gå sin egen vei.

Hvordan kan vi klare og gi slipp på fordømmelsen? Vi får det jo inn med morsmelken! Se på dem, så rar han er etc...

Gjør som med tankene og følelsene du ei ønsker å ta inn fra historien/auraen din. Si ha det og vink det bort!

Aksept er en frigivelse fra dømmingen på jorda når det gjelder alle menneskers raser og virkelighet.

Det er først når vi klarer å akseptere alle som likeverdige, det blir fred og paradis på jord.

Universelle lov nr. 5

Tiltrekning

Loven om tiltrekning er på mange plan. Det viktigste planet er omtanke.

Hva mener du med omtanke som tiltrekning Osiris?

Omtanke med tiltrekning Illia, er en meget viktig resurs, som de fleste mennesker ei vet om.
Den loven gjør at alt du tiltrekker deg har du skapt selv, det vet du jo Illia.

Ja.
Omtanke, hva tenker du Osiris, forstår ikke hva du mener?

Omtanke er en del av tiltrekning Illia.

Når du har omtanke for ting, mennesker og levende vesener rundt deg.
Så tiltrekker du deg tilbake at de får omtanke for deg.

Er det hele loven om tiltrekning?

Det er det kjære.

Har det å gjøre med, hva du tror på tiltrekker du deg?

Nei, det er skapelse loven.

Er du ferdig med lov nr. 5, vil du ikke utdype det?

Nei, det trengs ikke Illia.

Universelle lov nr. 6

Tilgivelse på høyere plan.

Det er mulig og tilgi på mange plan

Hva mener du Osiris?

Du kan tilgi på mye høyere plan enn bare enn bare for menneskeheten Illia.

Jeg forstår ikke hva du mener Osiris?

Nei, jeg kan forstå det, det er ikke så lett å forstå det. Skal prøve å forklare det Illia.
Når du tilgir på ett høyere plan, så frigjør du hele universet Illia.

Hele universet, også de mørke planetene Osiris?

Så absolutt Illia.

Så hvis vi tilgir alle aliens og alt sånn, så frigjør vi alle universene?

Det gjør du Illia.

Ok, så hvordan skal vi tilgi på høyere plan da Osiris?

For å tilgi på høyere plan, må du være i nuet når du tilgir.
Være i nuet og henvende deg til alle universene på en gang Illia.

Hva vil du jeg skal si Osiris?

Jeg vil du skal være i nuet når du sier.
HER OG NÅ PÅKALLER JEG ALLE DEMONER FRA ALLE DIMENSJONER OG VIRKELIGHETER.

Så sier du: hvordan føles det for dere å bli tilgitt og være ett med sjelen i hjertene deres, Amen?
Slik renses universene fra mørke og ondskap.

Vi klarer vel ikke alle universene på en gang?

Jo, en del av dem Illia.

Wow, takk Osiris!
Det ble veldig sterk erfaring Osiris, takk.

Universelle love nr. 7

Tillit!

For å tiltrekke seg det gode i livet gode,
er det viktig å ha tillit.
For tilliten skaper det gode i livet Illia.

Er det den universielle lov nr. 7?

Så absolutt.
Du har opparbeidet en tillit til Seraphim og meg gjennom mange år og den er solid.
Det eneste du ikke har ordentlig tillit til er Seraphim med tilføring av nok næring, og det kommer nå skjønner du.
Så slapp helt av og ha tillit til det nå.
Ha tillit til det nå.

Så hva mer vil du fortelle om tillit Osiris?

Det er, når du opparbeider 100% tillit at du fortjener KUN det beste i livet Illia, så vil det komme til deg forstår du.

Hvordan skal jeg klare å opparbeide en sånn tillit Osiris?

Du skal bare vite at det er jeg og Seraphim som gir deg det Illia.

Da har jeg full tillit Osiris.

Har du egentlig det Illia?

Føler det sånn. Har jo full tillit til deg Osiris, det eneste du ikke har peiling på er datoer og årstall. Og Seraphim har slitt med å gi meg nok næring, men det er jo første gang han er ett med sin

fysiske kropp. Han har feilet noen ganger, men nå virker det som han klarer og holde balanse på hva jeg trenger.
På alle andre plan har jeg full tillit til dere. Jeg har virkelig full tillit til dere kjære.

Da kan du begynne å tiltrekke deg mange Illia, på høyt plan.

Hvordan gjør vi det Osiris? Det er vel en spesiell teknikk med den loven?

Det er det så absolutt Illia. Du må ville erfare det, våge og erfare det. Og vite at det er ditt.

Ok, hvordan skal jeg klare og opparbeide det?

Du må begynne med og skape noe du virkelig ønsker og trenger Illia.
Så da er det lettere når du får til det, du virkelig ønsker deg og virkelig trenger. Og det du virkelig trenger å erfare.
Når du erfarer det Illia, så kommer resten mye lettere etterpå skjønner du.
Så ikke ønsk, tenk på noe du vil erfare som du ennå ikke vet hva er. Tenk på noe du vet hva er og skap det først, så vet du at det fungerer så får du opparbeidet enda sterkere tillit kjære for da vet du at det fungerer.

Det er sterkt Osiris.

Men da går det helt automatikk i det Illia.

Å takk kjære, det høres magisk ut. Er det mer du vil fortelle om lov nr. 7 Osiris?

Ja, det er en magisk lov Illia, en magisk lov og den virker på alle plan på en gang.

Hva er det du mener nå Osiris?

Den virker på det planet Illia, som er på det andre nivå borte fra det fysiske forstår du.
Du kan skape i det fysiske, men arbeide må du gjøre i det ikke fysiske Illia.

Hvordan gjør vi det Osiris?

Du må ville lytte, velge å lytte til meg Illia. For å klare det her, så må vi arbeide sammen Illia.

Og du skal finne ut hva du vil vi skal øve på og skape, slik at du har tillit til at vi kan skape sammen.
Du vet jo at jeg hjelper deg med det som alltid klaffer bra. Ok!
Da skal vi begynne å øve på det.

Er det mer du vil fortelle om den loven?

At du velger når du vil starte, ikke jeg.
Det er du som må kontakte meg, din livsoppgave sjel Ingrid for at ting skal skje.
Det er vi to som er en magisk enhet.
Jeg er på skapelses planet, du vet jo jeg skapte pyramidene i Egypt Illia.
Du vet jeg kan skape huset ditt, så ikke bekymre deg om huset ditt Illia. Når du får kjøpt det, så er det allerede skapt.
Det kommer når du skal flytte inn, så er det skapt perfekt Illia.

Akkurat det som passer for deg, så ikke bekymre deg om hvordan det skal det skal se ut og hvordan det skal være.
Vi vet hva du liker Illia, vi vet hva du trives med.
Husk på det Illia.

Jeg vet det Osiris, jeg vet at dere vet det.
Skal jeg bare legge det over i dine hender da Osiris?
Du vet hva jeg liker, du vet hva jeg synes er magisk og vakkert. Kan du skape det Osiris?

Det kan jeg så absolutt Illia, det er det jeg skal gjøre skjønner du i dagene fremover nå, men vi må holde kontakten, det er veldig viktig for nå trenger du veldig mye healing for at vi skal klare det Illia.

Det har tatt veldig lang tid, for vi visste ikke at du var så redd, på så mange plan og virkeligheter Illia. Frykten din har vært overveldende på alle plan den Illia.
Vi åpner deg på alle plan nå, så ikke døm deg selv for hardt nå kjære. Ok!

Takk Osiris.

Universelle lov nr. 8

Tilfredsstillelse

Å tilfredsstille de riktige begjærene.

Så spennende Osiris, hva er de riktige begjærene å tilfredsstille.

**Det er visdom, det er anerkjennelse på visdommen.
Begjær etter tilfredsstillelse på det åndelige plan.
Begjær etter tilfredsstillelse på menneske plan uten å tilfredsstille egoet.**

Er det noe mer Osiris?

Det er meget viktig å tilfredsstille begjærene til sjelen.

Så arbeid hver dag med tilfredsstillelse av begjærene til sjelen.

Er det det loven handler om?

Det er det kjære.

Er det noe mer du vil fortelle Osiris?

Det vil jeg gjerne Illia, vi fortsetter i morgen.

Merker at transformasjonen ved at du bruker min stemme, er meget sterk så passer bra å vente til i morgen med resten av lov nr.8.

Vi fortsetter med lov nr. 8 Osiris.
Hva vil du fortelle kjære?

Jeg vil fortelle dere at dette er en viktig lov, selv om den veldig hverdagslig ut.

Så går det dypt og påvirker alle universene på en gang Illia.

Det gjør det vel alt Osiris?

Det gjør det med alt vi tenker, sier, gjør skaper svingninger som går ut til altet. Det er veldig viktig å vite hva dere driver med, være bevisst.

Det forstår jeg. Hva vil du fortelle videre Osiris?
Så når man tilfredsstiller seg selv på de rette begjærene, så sprer den gode skapende energien seg til alle universene?

Det gjør det så absolutt Illia.
Det veldig viktig å vite skjønner du, å vite at dere tilfredsstiller de rette begjærene.

Ellers misbruker dere deres egen livskraft, ved å tilfredsstille de fysiske ego begjærene.
Da tilfredsstiller dere kun egoet og ikke deres egen livskraft og blir tappet for hver gang Illia.

Å, det var tøft å høre Osiris.

Jeg vet det, men menneskene trenger å høre det kjære deg. For de ønsker å tilfredsstille så mange begjær at det går ut over altet alt sammen.

Forstår det Osiris, er det mer du vil fortelle

Nei, det som er det viktige å vite at ting sprer seg.
Dere er ikke alene i universene, dere er ett med altet, så vit det nå!

Takk Osiris.

Universelle lov nr. 9

Tilfredsstillelse på det åndelige planet.

Å, så spennende fortell.

**Loven er, at du skal oppsøke det du ønsker å erfare, i det åndelige.
Du må ønske å erfare det, for å klare å se det.
Og du må tro på det Illia, troen flytter som sagt fjell og så mye, mye mer.
Så troen på det du vil erfare, skaper det du vil erfare.**

Så sterkt, er det mere du vil fortelle om den loven?

Nei, det er det viktigste med denne loven Illia, og det er veldig viktig at de

som ønsker ett åndelig liv, må ønske å vite og vite at de fortjener det og virkelig tro at det eksisterer for å erfare det åndelige livet i sitt fulle monn.

Takk Osiris!

Universelle lov nr. 10

Tilbedelse

Tilbedelse, hva menes med den loven Osiris?

Å tilbe noe utenfor seg selv, er hellig brøde!
Når man har GUD i sitt indre, i sitt eget lønnkammer.
Ett lys som er så stort, mye større enn alt annet lys dere kan ta inn utenfra.
Så tilberedelsen må bli og tilbe deres egen indre kjerne, den eneste riktige tilbedelse, Amen!

Er det mer du vil si om denne loven Osiris?

Det er en meget viktig lov.

Så fort dere tilber noe utenfor din egen kropp, forsvinner din livskraft over til det/den dere tilber.

Det var tøft å høre.

Men slik er det kjære søster.
Når vi tilber ting, så fjerner vi oss fra vår egen kropp.
Og vi er åpne for alt som vil ta bolig og alt som vil rokke med energien i kroppen, mens vi sender vår livskraft over til det vi tilber.
Derfor er det viktig og kun tilbe sin egen indre kjerne, vårt eget indre kristuslys.

Var det alt om lov nr. 10 Osiris?

Det er det, en enkel og vakker lov.

Universelle lov nr. 11

Posisjon

Hva vil du fortelle om lov nr. 11 Osiris?

Det er en magisk lov Illia, som alle andre lover.
Det er loven om posisjon.

Nå forstår jeg ikke hva du mener Osiris?

Og posisjonere seg selv, der det er riktig å være til enhver tid. Utføre riktige handlinger til enhver tid, plassere seg selv der en hører hjemme.

Forstår ikke helt hva du mener Osiris?

Den er ikke så lett å forstå Illia, men er like viktig som de andre lovene skjønner du.
Hvis du drar ut til steder du ikke skal være, så blir det ubalanse i energiene i universet.

Ja, slik er det kjære.
Å følge intuisjonen er alfa omega for å holde balansen i universene.
Når man går imot intuisjonen, så skaper man ubalanse i energiene i alle universene Illia.

Virkelig Osiris, er det så alvorlig det vi driver med?

Det er veldig alvorlige ting dere driver med Illia.
Mye viktigere det dere driver med enn det dere kan tro at det er.

Husk på, dere har hørt alle sammen at alt er ett, alle henger sammen i enheten altet. Gud er alt i altet, alt.
Ergo alt vi gjør eller ikke gjør, eller hvor vi er eller ikke er påvirker helheten i balanse i alle universene Illia.

Forstår hva du sier, men forstår ikke helt at det kan være så utrolig viktig hva vi velger.

Å velge det riktige er alfa og omega i ett menneskets liv, husk vi er alle engler.
Når vi velger oss bort fra engelen, så ødelegger vi balansen i alle universene.

Så trist, høres ille ut.

Jeg vet det høres ille ut Illia, men det er viktig at dere vet det. Så dere kan lære dere og følge den rette veien.

Det forstår jeg, er det mer du vil fortelle den loven Osiris?

Nei, det var alt om den loven Illia. Trenger ikke å utfylle den noe mer.

Men vil du forklare noe mer så det blir lettere for oss å forstå loven?

Si at du får en indre følelse av å dra til Afrika, så velger du å dra ett annet sted istedenfor.

Hva skjer da?

Du skaper en ubalanse, ved å ikke dra til Afrika.

Men hva skjer, hvis jeg velger å dra ett annet sted istedenfor Afrika. Hva skjer i mitt liv?

Det skjer mye i ditt liv, du går jo feil vei Illia. Derfor får du også feil erfaringer på den reisen, som du ikke hadde trengt å få, hvis du hadde reist med intuisjonen kjære.

Er det sånn du mener ja!

Så det påvirker ikke bare dere, men alt i universet, skaper en ubalanse i alt i energiene.

Blir så så tøft å høre Osiris.

Ja, der har vi enheten og altet vet du kjære.

Universelle lov nr. 12

Tiltrekning på det åndelige planet

Er den annerledes enn den vanlige tiltrekningsloven?

Meget annerledes Illia.
Her kan du tiltrekke deg hjelp fra andre virkeligheter, planeter og dimensjoner.

Det høres bra ut Osiris. Hva kan du fortelle mer om den loven?

Dette er en meget mektig lov Illia, mektig da mener jeg en lov om oppfyllelse i den åndelige tiltrekningen.

Hvordan gjør man det Osiris?

Man frigir seg selv fra den fysiske virkeligheten, for å tiltrekke seg de åndelige erfaringene.
Da trenger man å være i nuet Illia, borte fra den fysiske kroppen inne i hjertechakraen fullkommen til stede.

Hva skal man gjøre mer, etter at man har kommet inn i nuet inne i chakraen.

Ber om det man trenger å erfare, og da må man virkelig ønske og erfare på det åndelige planet.
På alle mulige måter i alle mulige variasjoner og det åndelige livet, kan man tiltrekke seg da når man er i nuet ett med sin sjel inne i hjertet.
For når man er i nuet i hjertechakraen, er man ett med sin sjel. Ergo blir tiltrekningen på det åndelige planet mye sterkere enn bare vanlig tiltrekning på det fysiske planet.

Er det mer du vil fortelle om lov nr. 12?

Mye mer Illia.
Vi trenger å ta denne loven her veldig nøye skjønner du Illia, for den er meget viktig den loven her.

Man gjør det slik man tilber seg selv, inne i sitt hjertekammer, sin egen kristusenergi.
Og tiltrekker da de åndelige erfaringen man trenger å erfare for å komme videre på veien inne i sitt hjerte chakra ett med sin sjel.

Takk Osiris.

Universelle lov nr. 13

Tilblivelse

Hva mener du med det Osiris?

**Dere skaper selv hver dag med deres tanker, som blir virkelighet.
Det er en lov som utfører og skaper alt dere tenker på hver dag, til å bli virkelighet neste dag, neste dag og neste dag.
Ikke bare her på jorden, men i alle virkeligheter og dimensjoner.**

Å Gud, er det så sterk lov kjære?

Dere vet jo at dere alle er ett og alle henger sammen og det du tror på skaper du for deg og alt annet.

Dere må være veldig forsiktige med hva dere tror på kjære dere.

Heftig å vite.
Er det mer å fortelle om denne loven Osiris?

Nei det er ikke det kjære, men den er en veldig viktig den loven forstår du.
Det er en magisk lov det, så når dere tenker kjærlige tanker og tror på kjærlighet på jorda, så sprer dere kjærlighet til altet og alle universene på en gang.
Det er dere som skal løfte dere selv opp, ingen andre klarer det.
Dere tror dere kan få hjelp fra andre planeter, men det er tullball det der, det går ikke det.
Det er dere som skal løfte jorda, det er dere som er englene som er her nede for å løfte dimensjonen på jorda AMEN!

Er det mer du vil fortelle Osiris?

Nei, det er veldig viktig. Den loven nr. 13 er den viktigste av alle lovene.

Takk kjære Osiris for din visdom om de universielle lovene.

Vil gjerne dele mine andre kanaliserte bøker.

«Min reise fra mobbeoffer til kjærligheten»

«Osiris bok 1»

«1 med sjelen»

«Planeter og virkeligheter»

«Elementenes væren»

Still gjerne spørsmål på mail «aandevokter@gmail.com

Lykke til med å leve de magiske og viktige 13 lovene!

Forlag: BoD • Books on Demand GmbH,
In de Tarpen 42, 22848 Norderstedt,
Tyskland
Trykk: Libri Plureos GmbH,
Friedensallee 273, 22763 Hamburg,
Tyskland
ISBN: 978-82-845-1092-7